BEI GRIN MACHT SICH IHR WISSEN BEZAHLT

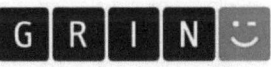

Entkriminalisierung von Drogen. Der Weg in eine bessere Drogenpolitik?

Ein Vergleich zwischen Portugal und Deutschland

Alyssa Schmitt

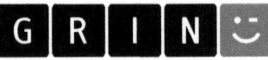

Bibliografische Information der Deutschen Nationalbibliothek:

Die Deutsche Nationalbibliothek verzeichnet diese Publikation in der
Deutschen Nationalbibliografie; detaillierte bibliografische Daten sind
im Internet über http://dnb.d-nb.de abrufbar.

ISBN: 9783346540027
Dieses Buch ist auch als E-Book erhältlich.

Hochschule Koblenz

Fachbereich WiSo

Entkriminalisierung - Der Weg zu einer besseren Drogenpolitik?

Ein Vergleich zwischen Deutschland und Portugal

Alyssa Schmitt (2.Semester)

Tag der Abgabe: 10. Juni 2021

Inhaltsverzeichnis:

Abkürzungsverzeichnis:

EU – Europäische Union

EMCDDA – European Monitoring Center for Drugs and Drug Addiction

BtMG – Betäubungsmittelgesetz

BRD – Bundesrepublik Deutschland

CDR – Country Drug Report

CDU – Christlich Demokratische Union

CSU – Christlich Soziale Union

AfD – Alternative für Deutschland

FDP – Freie Demokratische Partei

SPD – Sozialdemokratische Partei Deutschlands

Einleitung:

Ungefähr 2/3 der deutschen Bevölkerung haben mindestens einmal in ihrem Leben illegale Drogen konsumiert. Ob nur einmal zum Probieren auf dem Schulhof, auf Partys oder im täglichen Gebrauch: Drogen sind mittlerweile ein fester Bestandteil unserer Gesellschaft. Abgesehen von Cannabis und einigen psychoaktiven Stoffen wie LSD und Psylocibin, bei dem sich Experten über den medizinischen Nutzen streiten, lässt sich nicht abstreiten, dass Drogen ungesund für den menschlichen Körper sind - ob legal oder illegal. Doch sollte die Regierung in das Leben der Menschen eingreifen und den Drogenkonsum zu ihrer eigenen Sicherheit reglementieren und verfolgen? Oder sollte sie auf die Eigenverantwortung der Menschen setzen?

In der folgenden Hausarbeit werden zwei europäische Länder verglichen, die einen völlig anderen Ansatz in ihrer Drogenpolitik verfolgen. Zum einen Portugal, das mit seiner Drogenreform im Jahr 2001 den in Europa einzigartigen Weg der Entkriminalisierung geht. Zum anderen Deutschland, wo der Umgang mit Drogen strafrechtlich verfolgt wird.

Der Ländervergleich zielt auf den unterschiedlichen Umgang der Regierung mit dem Thema Drogen und den daraus resultierenden Folgen für die Konsumenten ab. Dabei wird jeweils als These ein Argument der Gesellschaft und Politik an, das für oder gegen eine Entkriminalisierung spricht, angeführt. Diese wird mit Fakten bewiesen oder widerlegt. Im Anschluss werden die Hintergründe die Fakten und Zahlen erläutert.

Ziel der Hausarbeit ist es, einen differenzierteren Umgang zum Thema Drogen zu schaffen und die Leser*innen für die Vor- und Nachteile einer Entkriminalisierung zu sensibilisieren.

Informationsteil:

Begriff: Entkriminalisierung

Der Begriff der Entkriminalisierung im Drogenkontext bedeutet, dass der Besitz und Konsum von illegalen Drogen nicht mehr unter Strafe gestellt wird. Eine Entkriminalisierung ist nicht mit dem Begriff der Legalisierung zu verwechseln, welcher eine staatliche Regulierung des Verkaufs von Drogen impliziert.

Die Drogenpolitik der Europäischen Union

Die Mitgliedsstaaten haben in den vergangenen zwanzig Jahren gemeinsam einen drogenpolitischen Ansatz entwickelt.

"Der Ansatz der EU beruht auf

- den Erkenntnissen darüber, was in Bezug auf Politik und Maßnahmen funktioniert und was nicht funktioniert
- dem Gleichgewicht zwischen der Verringerung des Drogenangebots und der Verringerung der Drogennachfrage
- Multidisziplinarität angesichts des bereichsübergreifenden Charakters des Drogenphänomens

- Innovation und Vorausschau angesichts der Komplexität der Drogensituation und des Drogenmarktes
- der Achtung der Menschenrechte, der Gleichstellung der Geschlechter und der Gleichheit im Gesundheitswesen sowie
- der Beteiligung und Mitwirkung der Zivilgesellschaft

Im Mittelpunkt der Drogenstrategie stehen drei wichtige Politikbereiche:

- Verringerung des Drogenangebots
- Verringerung der Drogennachfrage
- Vorgehen gegen drogenbedingten Schaden"[1]

Im Jahr 2021 wurde die neue EU-Drogenstrategie 2021-2025 vorgestellt. Sie gilt als Ergänzung zu den nationalen Umsetzungen der Drogenpolitik. Zielsetzung ist der Beitrag zur Gesundheit und Sicherheit aller EU-Bürger*innen. Trotz dieser groben Vorgaben und den gemeinsamen Zielen in Bezug auf Onlinehandel von Drogen und Prävention kann jede Nation ihren Umgang in Bezug auf Drogen selbst bestimmen. Allerdings muss dieser auf dem allgemein geltenden Europäischen Grundsatz des Schutzes der Bürger*innen basieren. Somit ist es möglich, dass, trotz der Mitgliedschaft in der europäischen Union, Deutschland und Portugal völlig verschiedene Ansätze in der Drogenpolitik verfolgen.

Ansätze Portugals

Ein kurzer Exkurs in die historische Vergangenheit Portugals zeigt, warum das Land seine Drogengesetze reformierte. Nach der Nelkenrevolution im Jahre 1974, welche das Ende der portugiesischen Diktatur einleitete, war Portugal den westlichen Einflüssen in viel größerem Umfang ausgesetzt als zuvor. Besonders Heroin überschwemmte das Land regelrecht. Zwar nahmen im Vergleich zu anderen europäischen Ländern nicht mehr Menschen Drogen, jedoch stieg die Zahl derjenigen, die harte Drogen wie Heroin oder Kokain konsumierten. Im Zuge dessen stieg die Zahl der HIV-Erkrankungen und die der Drogentoten. Nachdem diese Problematik von der Regierung erkannt wurde, berief sie im Jahre 1989 eine Gruppe von Experten zusammen, welche 1999 die "National Strategy for the Fight Against Drugs" veröffentlichte.

Am 1. Juli 2001 trat in Portugal ein Gesetz in Kraft, welches einen internationalen Meilenstein in der Drogenpolitik kennzeichnete. Das Gesetz 30/2000 besagte, dass "der Besitz von Drogen in geringer Menge zum eigenen Gebrauch nach dem Gesetz nicht strafbar sei."[2]

Der Besitz von illegalen Drogen wurde ab diesem Zeitpunkt nur noch als Ordnungswidrigkeit und nicht als Straftat bezeichnet. Dies bedeutet, dass der Besitz und Konsum bei geringen Mengen strafrechtlich nicht verfolgt wird. Doch dies war nicht die einzige Reform in der portugiesischen Drogenpolitik. Gleichzeitig sollten umfassende Präventions-, Aufklärungs-

---

[1]Vgl. Drogenpolitik der EU (Stand: 19.04.2021) https://www.consilium.europa.eu/de/policies/eu-drugs-policy/ [19.05.2021]
[2] vgl.: Materialien zur portugiesischen Drogenpolitik (Stand 2018), WD-9-036-18-pdf-data.pdf (bundestag.de) , [07.05.2021]

und Hilfsprogramme dazu führen, dass der Konsum und gleichzeitig die Todesfälle minimiert werden.

Ansätze Deutschlands

In Deutschland gab es seit Jahrzehnten keine bedeutsamen Veränderungen in Bezug auf die Drogenpolitik. Am 15. Februar 2012 wurde die nationale Strategie zur Drogen- und Suchtpolitik unter dem damaligen Gesundheitsminister aus der FDP, Daniel Bahr publiziert. Diese Strategie basiert im Grunde auf vier Säulen, welche im Hauptteil der Arbeit umfassend erläutert werden.

1. Prävention

2. Beratung, Hilfen zum Ausstieg

3. Maßnahme zur Schadensreduzierung

4. Repression

Repression bedeutet in diesem Zusammenhang, dass jeglicher Umgang mit Drogen illegal ist und unter harte Strafen gestellt wird.

Im Paragrafen 29 des BtMG heißt es:

„(1) Mit Freiheitsstrafe bis zu fünf Jahren oder mit Geldstrafe wird bestraft, wer

1. Betäubungsmittel unerlaubt anbaut, herstellt, mit ihnen Handel treibt, sie, ohne Handel zu treiben, einführt, ausführt, veräußert, abgibt, sonst in den Verkehr bringt, erwirbt oder sich in sonstiger Weise verschafft,

3. Betäubungsmittel besitzt, ohne zugleich im Besitz einer schriftlichen Erlaubnis für den Erwerb zu sein,"[3].

---

[3] Vgl.: BtMG §29

Hauptteil:

Als empirische Methode wurde im Rahmen der wissenschaftlichen Arbeit eine Umfrage durchgeführt. Dabei habe ich mich auf keine bestimmte Zielgruppe festgelegt. Vielmehr bestand meine Intention darin, ein Ergebnis aus der Befragung von Menschen aller Altersgruppen zu erhalten. Die Umfrage wurde für einen Zeitraum über drei Wochen im Internet publiziert. Insgesamt liegen die Umfrageergebnisse von 220 Menschen aus allen Altersschichten vor. Davon haben 198 die Umfrage beendet. Nur diese werden in den Ergebnissen berücksichtigt. Bei den Umfrageergebnissen wird nicht nach Alter oder Geschlecht differenziert. Es wurde ein Fragebogen aus sowohl qualitativen, als auch quantitativen Fragen erstellt. Fokus der Umfrage war der Umgang und die Einstellung der Befragten zu illegalen Drogen. Es wurden ausschließlich Menschen, die ihren ständigen Wohnsitz in Deutschland haben zu der deutschen Drogenpolitik befragt. Alle im Folgenden genannten offiziellen Daten zum Drogenkonsum in Portugal und Deutschland stammen aus den von der EMCDDA publizierten Country Drug Reports 2019, welche im folgenden als Ausschnitt abgebildet sind.

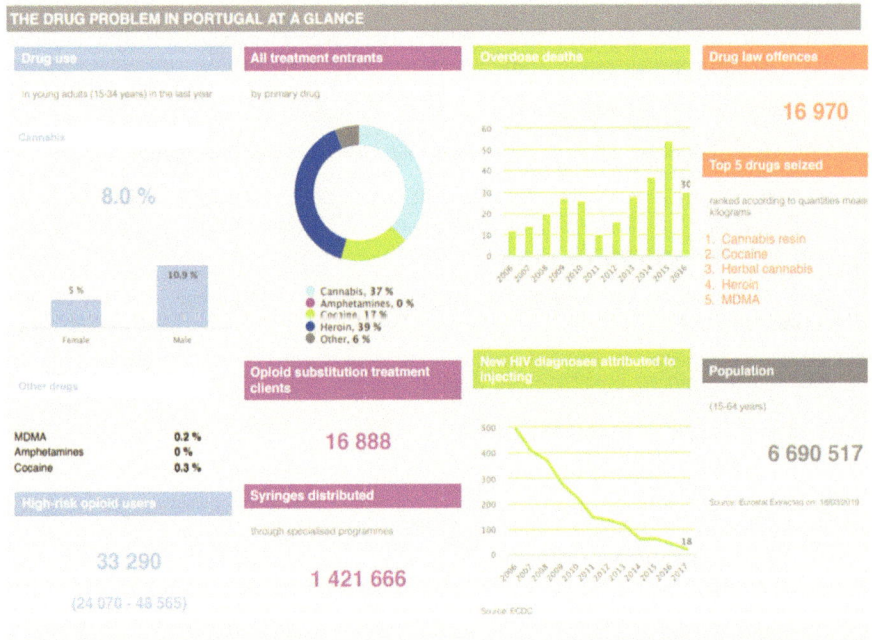

Abbildung 1

7

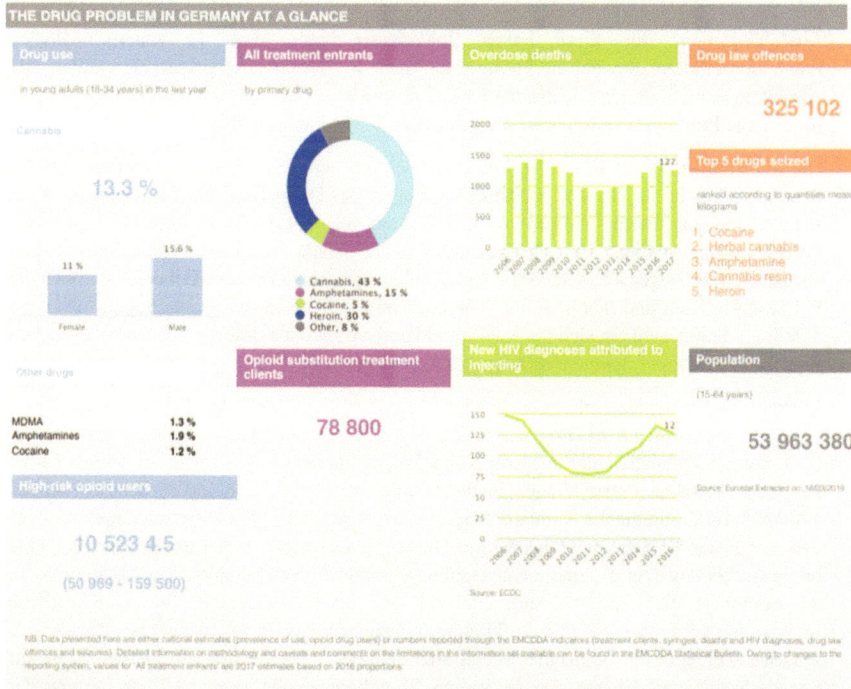

Abbildung 2

These 1: Durch eine Entkriminalisierung greifen mehr junge Menschen zu Drogen. Durch eine Kriminalisierung werden sie davon abgeschreckt.

Zunächst muss auf die offiziellen Zahlen der Konsument*innen in den beiden Ländern geschaut werden. Dabei wurden in den CDTs nur die Zahlen der jungen Menschen im Alter von 15-34 Jahren abgebildet. Demnach konsumierten in Portugal 8,5% der Menschen dieser Altersgruppe die gängigsten illegalen Drogen, in Deutschland waren es 17,7%. Aufgelistet ist der Konsum der bekanntesten illegalen Drogen: Cannabis, MDMA, Amphetamine und Kokain.

8

Ausschlaggebend für diese hohen Zahlenunterschiede sind die unterschiedlichen Präventionsansätze. Sowohl in Portugal als auch in Deutschland gehört die umfassende Aufklärungsarbeit zu den wichtigsten Grundpfeilern im neuen Umgang mit den Drogen. Die sogenannte Primärprävention dient der generellen Vorbeugung des Drogenkonsums.

Die Suchtprävention ist in Portugal ein vorgeschriebener Bestandteil des Lehrplans. In der Schule wird nicht nur auf die medizinischen Folgen des Drogenkonsums eingegangen. Auch soziale und psychische Folgen werden thematisiert. "Auch die Polizei unterstützt Präventionsmaßnahmen. Um Drogenhändler zum Schutz der Kinder und Jugendlichen abzuschrecken, zeigen sie in der Nähe von Schulen regelmäßig Präsenz. Dabei kleiden sich die Polizisten in Zivil und fahren zivile Fahrzeuge mit der Aufschrift "Escola Segura" (Sichere Schule)."[4] Somit wird ein sicheres Lehrumfeld geschaffen ohne dass die Schüler*innen schon direkt in oder vor der Schule mit Drogen in Kontakt kommen.

In Deutschlands Schulen gibt es ein solches Programm nicht. Im Unterricht wird in der Regel in zwei Klassenstufen über Drogen aufgeklärt. Häufig geschieht dies im Biologieunterricht, in dem fast ausschließlich die medizinischen Folgen thematisiert werden. In vielen Fällen kommen zusätzlich Polizist*innen in die Schule, welche die Schüler*innen über Drogen aufklären. Im Zusammenhang mit der landesweiten Repressionspolitik warnen diese meist vor den rechtlichen Folgen des Umgangs mit Drogen, jedoch fehlt an den meisten Schulen eine breite Aufklärung über die emotionalen und psychischen Folgen komplett. Zusätzlich versucht die zuständige Bundesdrogenbeauftragte und/ oder die Bundeszentrale für gesundheitliche Aufklärung kontinuierlich mit Aufklärungskampagnen das Bewusstsein über Drogen zu schärfen. Die neueste Kampagne "Mach dich Schlau!"[5], welche sich mit kleinen Clips auf Social- Media und Videos von bekannten Youtubern an die relevante Altersgruppe der Teenager und jungen Erwachsenen richtet wird in den sozialen Medien jedoch zunehmend als gescheitert erklärt.

Dies wird durch die durchgeführte Umfrage untermauert. Dabei waren 76,92% der 208 Befragten der Meinung, die Aufklärung über Drogen in Deutschland sei insgesamt unzureichend.

Obwohl die primäre Präventionsarbeit in Deutschland und Portugal im Grunde dieselben Ansätze umfasst, ist Portugal wesentlich erfolgreicher. Dies liegt vor allem an einem wichtigen Teil der Präventionsarbeit, der darauf abzielt, die Konsument*innen schnell aus ihrem Drogenkonsum wieder herauszuholen. Wer mit kleineren Mengen an Drogen erwischt wird, wird an die Kommission zur Vermeidung des Drogenmissbrauchs- kurz CDT- weitergeleitet.

---

[4] Birgit Amrehn (2020): Portugals Drogenpolitik- Hilfe statt Gefängnis. Hg. v. WDR. Online verfügbar unter https://www.planetwissen.de/kultur/suedeuropa/geschichte_portugals/portugal-drogenpolitik-100.html#Vorsorge, zuletzt geprüft am 01.05.2021.

[5] Die Drogenbeauftragte der Bundesregierung (2020): Mach dich Schlau!. Online verfügbar unter https://machdichschlau.tv/, zuletzt geprüft am 28.05.2021

Dort wird in einem Gespräch mit Sozialarbeiter*innen die Situation des Konsumenten oder der Konsumentin evaluiert und bei Bedarf wird der Konsument an weitere Hilfsangebote verwiesen. Diese Einzelgespräche setzen bei den Ursachen des Drogenkonsums des Menschen an. Statt Verurteilung versucht man die Person durch Aufzeigen der Folgen eines weiteren Konsums und einer möglichen Drogenkriminalität abzuhalten. Durch diese wichtige Maßnahme sinkt die Zahl der regelmäßigen Konsumenten enorm. Dieser Ansatz folgt dem Grundsatz der Portugiesen, dass Drogenkonsument*innen nicht als Kriminelle zu behandeln sind. Jede Hilfe muss die Würde des Menschen achten und darf nicht herabwürdigend sein.

In Deutschland ist die Lage anders. Jeder, der mit Drogen erwischt wird, erhält eine Anzeige. Dies geschieht unabhängig von der mitgeführten Menge. Problematisch ist hierbei, dass jeder dieser Mensch sofort von der Justiz als kriminalisiert wird, auch wenn es sich um einen ausschließlich für den Eigenbedarf gebrauchten Besitz geht. Obwohl der Großteil der Anzeigen nicht weiterverfolgt wird und keine härteren Strafen drohen, kann dies einen negativen Einfluss auf das Leben des Konsumenten oder der Konsumentin nehmen: in jedem Fall wird die Anzeige in das Strafregister übertragen, was noch Jahre später hinderlich bei der Jobsuche sein kann. Schwerwiegende Folgen zeigt der Rechtswissenschaftler Jan Fährmann auf: „So werden Menschen in die kriminelle Ecke gedrängt und wenden sich darum von Hilfsmöglichkeiten ab, weil sie eine strafrechtliche Verfolgung befürchten müssen. Diese Menschen werden gesellschaftlich ausgeschlossen und durch eine Inhaftierung ggf. auch von wirksamen Hilfsmaßnahmen abgeschnitten." [6]

Zwischenfazit:

Anhand der Zahlen kann man erkennen, dass der deutsche Umgang mit Drogen die Menschen nicht an einem Konsum von illegalen Drogen hindert. In der durchgeführten Umfrage gaben nur 20 von 66 Personen, die diese noch nie konsumiert haben, an, dass dies aus einer Angst vor einer strafrechtlichen Verfolgung resultiert. Dafür kommen mit einer repressiven Drogenpolitik viele weitere Probleme mit, die sowohl gesundheitlich als auch psychisch und emotional schädigend sind.

---

[6] Stephan Schleim (2018): Warum repressive Drogenpolitik nicht funktioniert. Hg. v. scilogs.spektrum. Online verfügbar unter https://scilogs.spektrum.de/menschen-bilder/warum-repressive-drogenpolitik-nicht-funktioniert/, zuletzt geprüft am 28.05.2021.

These 2: Aus einer Entkriminalisierung von Drogen folgen mehr Drogentote und HIV-Infektionen

Teile der Gesellschaft und auch der Regierung sind der festen Überzeugung, dass eine Entkriminalisierung der Drogen und ein Ende der Repression einen Anstieg der HIV-Infektionen und Drogentoten mit sich bringt. Dieser Abschnitt der Hausarbeit befasst sich zu diesem Thema sowie den Hintergründen.

HIV-Infektionen

Menschen mit einer Suchterkrankung sind besonders gefährdet, sich mit HIV zu infizieren. Die Krankheit wird über Körperflüssigkeit übertragen. Beim Drogenkonsum finden die meisten Übertragungen über Spritzen statt, die von mehreren Konsument*innen gemeinsam verwendet werden. In Deutschland wurden im Jahr 2017 127 Infektionen erfasst, in Portugal 18. Blickt man auf die Abbildungen der EMCDDA, kann man erkennen, dass die Zahl der HIV-Infektionen in den letzten Jahren exponentiell gesunken ist. In Deutschland ist die Zahl dagegen seit 2011 wieder gestiegen.

Die deutsche Aidshilfe hat zum Gebrauch mit Drogen, die intravenös gespritzt werden, Empfehlungen zum Safer Use veröffentlicht:

"Safer-Use-Regeln

- Für jeden Druck (Injektion) die eigene, sterile Nadel und Spritze verwenden.
- Immer nur den eigenen, sauberen Löffel benutzen. Viele Drogeneinrichtungen bieten „Stericups" an, das sind sterile Aufkochpfännchen mit Filter.
- Filter nur einmal benutzen. Empfehlenswert sind unbenutzte Zigarettenfilter. Achtung: Filter schützen nicht vor Krankheitserregern!
- Zum Aufkochen nur steriles Wasser, frisches kaltes Leitungswasser oder Mineralwasser ohne Kohlensäure verwenden.
- Immer das eigene Feuerzeug benutzen."[7]

Im zweiten Abschnitt wird von Drogeneinrichtungen gesprochen. Diese sind meist in Großstädten und in Städten mit einer hohen Suchtproblematik vorhanden. Neben Beratungsangebote bekommen die Konsument*innen saubere Nadeln, Spritzen oder weiteres Besteck, um die Drogen möglichst sicher konsumieren zu können. Eine Infektion mit HIV ist somit fast ausgeschlossen. Neben solchen Einrichtungen erhalten Abhängige seit 1992 auch in vielen Apotheken oder Automaten steriles Zubehör. Diese Methode wird als Harm- Reduction (übersetzt: Schadensminimierung) bezeichnet. Die Konsument*innen, die sich Zubehör abholen, werden nicht an ihrem Konsum gehindert oder dafür kriminalisiert. Stattdessen wird ein weiterer Schaden wie die Ansteckung mit HIV drastisch reduziert. Neben HIV schützt das Programm auch vor dem Hepatitis-C-Virus. Mit der Abgabe von Zubehör wie sterilen Crackpfeifen und Sniffröhrchen können viele Ansteckungen mit dem Virus verhindert werden. Dieses Programm wird allerdings nicht vom Staat initiiert. Stattdessen ist die Deutsche Aidshilfe e.V. maßgeblich für den Erfolg zuständig.

---

[7] Safer- Use Regeln beim Drogenkonsum hilft bei HIV, https://www.aidshilfe.de/safer-use, [13.05.2021]

Für Deutschland liegen keine genauen Zahlen vor, wie viele Spritzen pro Jahr verteilt werden. In Portugal existieren ähnliche Programme. Nach dem CDR wurden im Jahr 2019 1.421.666 Spritzen durch spezielle Programme verteilt.

Drogentote

Menschen, die an ihrer Drogensucht versterben, stellen in beiden Ländern ein enormes Problem dar. Ein Blick auf den European Drug Report aus dem Jahr 2020 stellt in einer Tabelle die Zahl der Drogentoten im Alter von 15-64 Jahren dar.

Country	Year	Drug-induced deaths	
		All ages	Aged 15-64
		Count	Cases per million population (count)
Belgium	2014	61	8 (60)
Bulgaria	2018	24	5 (21)
Czechia	2018	39	5 (36)
Denmark	2017	238	52 (191)
Germany (¹)	2018	1 276	21 (1 120)
Estonia	2018	39	43 (36)
Ireland	2017	235	72 (227)
Greece	2017	62	– (–)
Spain (²)	2017	437	14 (437)
France (²)	2016	465	9 (391)
Croatia (²)	2018	85	30 (80)
Italy	2018	334	9 (332)
Cyprus	2018	12	20 (12)
Latvia	2018	20	16 (20)
Lithuania	2018	59	32 (59)
Luxembourg	2018	4	10 (4)
Hungary	2018	33	4 (28)
Malta	2017	5	16 (5)
Netherlands	2018	224	18 (206)
Austria	2018	184	31 (184)
Poland	2017	202	7 (168)
Portugal	2017	51	6 (43)

Abbildung 3

In Deutschland gab es 21 pro eine Million Einwohner*innen, in Portugal 6. Dieser hohe Unterschied liegt neben der Prävention zum großen Teil an den seit der Reform im Jahr 2001 gebildeten Hilfsprogrammen.

In beiden Ländern gibt es zur Schadensminimierung nicht nur den Spritzentausch. Im Folgenden werden noch drei weitere Methoden kurz erläutert. Alle haben das Ziel, die Konsument*innen in ihrem Konsum zu schützen, um schwerwiegende Folgen zu vermeiden.

In Deutschland gibt es 28 sogenannter Drogenkonsumräume. In diesen finden die Konsumenten unter anderem Spritzbesteck. Der Vorteil gegenüber den im letzten Abschnitt genannten Spritzautomaten besteht darin, dass die Räumlichkeiten steril gehalten werden. Somit können drogenassoziierte Erkrankungen wie Hepatitis verhindert werden. Durch die Überwachung der Konsumräume von geschulten Mitarbeiter*innen kann bei Notfällen wie Überdosierungen schnell eingegriffen werden. Die Mitarbeiter*innen leisten auch einen wichtigen Teil bei der Aufklärungsarbeit. Sie vermitteln den Konsumenten in einem geschützten Raum Safer-Use-Praktiken oder vermitteln in weiterführende Programme und Therapien. Neben den genannten Gründen für die Existenz der Konsumräume gibt es aber noch einen wichtigen gesellschaftlichen Grund. Mit dem Vorhandensein der Räume wird die Belastung der Öffentlichkeit geringer. In Großstädten sind in den vergangenen Jahrzehnten ganze Drogenviertel entstanden. Das dadurch durch Spritzen, Drogenreste und weiterer Unrat geprägte Stadtbild wird durch die Drogenkonsumräume deutlich entlastet.

Eine in Deutschland verbotene aber in vielen Ländern in Europa (unter anderem in Portugal) angewendete Methode ist die des Drug-Checking. „Drug-Checking ist eine Interventionsstrategie zur Erhaltung der Gesundheit, da die genaue Kenntnis von Dosierung und Wirkstoffzusammensetzung einer Droge den potenziellen Gebrauchern derselben das objektiv bestehende Gefahrenpotenzial vergegenwärtigt und somit eine klare Grundlage für die subjektive Risikoabschätzung vor der eventuellen Einnahme schafft. Drug-Checking fördert somit den Lernprozess zu einem verträglichen Risikomanagement.“[8] Besonders auf Partys und auf großen Festivals ist diese Methodik eine weit verbreitete Maßnahme. Konsument*innen können die Drogen aus ihrem Besitz an die Experten abgeben, welche sie dann auf ihre Sicherheit überprüfen. In Deutschland gab es 1995/1996 ein solches Programm. Da es aber auch damals keine rechtlichen Regeln zum Drug-Checking gab, wurde es eingestellt. Die Begründung des Verbots liegt im Betäubungsmittelgesetz (BtMG), welches jeglichen Umgang mit Drogen verbietet. Zwar wollen einige Bundesländer das Programm erneut einführen, jedoch scheitern sie an dem Widerstand der deutschen Regierung.

Neben den drei vorgestellten Methoden gibt es noch weitere, niedrigschwelligere Angebote zur Schadensminimierung, wie Begegnungsstätten oder Notschlafstellen.

Wichtig zu erkennen ist, dass diese Angebote zu den akzeptanzorientierten Maßnahmen gehören. Man akzeptiert die Sucht der Konsumenten und bietet Hilfestellung an, ohne sich über die Person zu stellen. Förderung der Akzeptanz und des Vertrauens auf beiden Seiten ist ein natürlicher, positiver Effekt. Die Konsumenten sind eigenverantwortlich in ihrem Umgang mit diesen Angeboten.

---

[8] Hans Cousto, (07.01.2021), https://blogs.taz.de/drogerie/2021/01/07/vorerst-kein-drug-checking-in-deutschland/, [18.05.2021]

Dies entspricht ganz dem Ansatz Portugals, jeden Suchtkranken und Konsumenten mit Würde zu behandeln und rechtliche Strafen nur einzuleiten, wenn ein anderer Mensch gefährdet wird. Dem gegenüber steht Deutschland. Neben den akzeptanzorientierten Maßnahmen steht der schwerwiegende Aspekt der Strafverfolgung.

Zwischenfazit:

Woran liegt es also, dass in Portugal viel weniger Menschen an Drogen sterben, obwohl es beinahe die gleichen Maßnahmen gibt? Obwohl es auch in Deutschland viele Maßnahmen zur Suchthilfe gibt, sind nach der durchgeführten Umfrage die Befragten eher der Meinung, dass Drogenabhängigen in Deutschland nicht ausreichend geholfen wird.

Eines der Probleme ist der Föderalismus in Deutschland. Jedes Bundesland kann selbst über bestimmte Maßnahmen, wie beispielsweise Drogenkonsumräume entscheiden. In Bayern wurde beispielsweise der Aufbau eines solchen Projektes strikt untersagt. Statistisch ist ein Zusammenhang zwischen der strikten Drogenpolitik dieses Bundeslandes zu den Drogentoten zu sehen. Bayern verzeichnet in ganz Deutschland die meisten durch Drogen induzierten Tode. Ein Verbot der Drogenkonsumräume hat außerdem zur Folge, dass nicht alle Konsumenten die Möglichkeit für einen sicheren Konsum haben. Die Angst vor einer Strafverfolgung bei Inanspruchnahme von Hilfsangeboten ist ein großes deutschlandweites Problem und führt zwangsläufig zu einer höheren Zahl an Drogentoten.

Portugal erreicht mit dem umfassenden Hilfsangeboten und vor allem mit Streetworker*innen viel mehr Hilfsbedürftige, was eine niedrigere Quote an Drogentoten zur Folge hat.

These 3: Mit einer Entkriminalisierung wird die Justiz entlastet.

Anmerkung der Redaktion: Die Abbildung wurde aus urheberrechtlichen Gründen entfernt.

Die deutsche Drogenpolitik verursacht eine hohe Belastung der Polizei und der Justiz. Von den im Jahr 2020 365.753 erfassten Rauschgiftdelikte waren allein 287.592 allgemeine Verstöße gegen §29 BtMG. Zu diesen zählen alle kleineren Delikte, welche nicht mit dem Handel, Schmuggel oder Bandenkriminalität zu tun haben. Somit wird der Großteil der polizeilichen Ressourcen in Bezug auf Drogen darauf verwendet, eine Verfolgung der Konsument*innen durchzuführen. Problematisch ist dabei insbesondere, dass für jedes dieser Delikte eine Akte erstellt wird, welche bearbeitet werden muss. Der Großteil der Anzeigen wird jedoch nicht weiter verfolgt, da sich die Menge der besessenen Drogen noch im Bereich des Eigenbedarfs bewegt. Es wird also ein enormer Aufwand betrieben, ohne ein strafrechtliches Resultat zu erhalten.

Mit dieser Verschwendung von Ressourcen verspielt die Regierung die Möglichkeit, sich auf das eigentliche Problem der Drogenszene zu konzentrieren: den Händlern und Schmugglern, die die illegalen Drogen ins Land bringen.

Um die Justiz in Portugal entlasten wurden folgende Richtlinien festgelegt:

Wer zum ersten Mal mit weniger als der erlaubten Menge gefasst wird, bekommt keine Anzeige. Wie zuvor schon erwähnt, muss die Person aber bei einer Kommission aus Psychologen, Sozialarbeitern und Juristen vorstellig werden. Wird aber eine Verweigerung der Maßnahmen festgestellt und die Person wird immer wieder auffällig, werden geringere Strafen angewendet wie Sozialstunden. Die Mitführung von mehr als der erlaubten Menge wird hingegen sofort unter dem Verdacht des Drogenhandels geahndet und stärker unter Strafe gestellt.

Portugals Behörden können sich also eher mit den zuvor genannten eigentlichen Probleme befassen. Dass sie dabei effizienter arbeiten, lässt sich anhand folgender Zahlen feststellen: "Während Portugal im Jahr 2015 mit weniger als 800 Polizei- und Spezialeinheitseinsätzen weit über 2 Tonnen Kokain sicherstellen konnte, haben deutsche Ermittler zur Beschlagnahme von nur 1,3 Tonnen Koks über 2500 Einsätze gebraucht."[9]

Fazit:

Während viele Menschen die deutsche Drogenpolitik der Repression als gescheitert betrachten, halten viele Politiker noch immer an ihrer Meinung fest, eine Entkriminalisierung sei eine gesundheits- und gesellschaftspolitische Katastrophe. Besonders die konservativen Parteien wie die CDU oder die AfD sehen das Thema kritisch. Die ehemalige Bundesbeauftragte der CSU Marlene Mortler argumentiert, dass "„wenn ich ein Verbot aufhebe, gebe ich auch

---

[9] Miguel Bischoff. Portugals Drogenpolitik- Warum eine Legalisierung aller Drogen Sinn machen kann. (19.03.2017). https://www.hanf-magazin.com/politik/portugals-drogenpolitik-oder-warum-die-legalisierung-aller-drogen-sinn-machen-kann/ [19.05.2021]

gleichzeitig das Signal, das ist harmloser, ihr müsst mit Polizei und Justiz euch nicht mehr abgeben, es ist alles gut."[10] Die Erfahrungen aus Ländern wie Portugal werden von Mortler nicht beachtet. In der Opposition ist dagegen ein deutliches Umdenken zu spüren. So sprachen sich in der Bundestagsdebatte zum Cannabiskontrollgesetz am 29.10.2020 die FDP, die Linke, Die Grünen und die SPD für eine Entkriminalisierung bzw. Legalisierung von Cannabis aus. Die SPD muss sich allerdings ihrem Regierungspartner- der CDU- anpassen. Dr. Wolfgang Schinnenburg von der FDP-Fraktion sprach offen im Bundestag: "die Cannabispolitik in Deutschland ist gescheitert. Sie habe einen Schwarzmarkt geschaffen, der Polizei, Staatsanwaltschaften und Gerichte intensiv beschäftige. Diese Ressourcen, könnten besser zur Bekämpfung des Einbruchdiebstahls genutzt werden."[11]

Das System in Portugal weist trotz vieler guter Ansätze allerdings auch Schwachstellen auf. Experten kritisieren, dass die Menschen ihre Drogen immer noch bei Dealern und nicht in offiziellen Geschäften kaufen können. Somit kann die Qualität der Drogen nicht staatlich reguliert werden und kann stark gesundheitsschädigend sein. Aus der Sicht vieler ist die Entkriminalisierung ein Schritt in die richtige Richtung, jedoch wäre auf langfristiger Sicht eine Legalisierung wünschenswert, um die Konsumenten gesundheitlich noch mehr zu unterstützen.

Viele Länder können sich trotz allem etwas von Portugal abschauen, denn: "Nicht Zwang und Strafe führen zu gesundheitsbewusstem Verhalten, sondern Unterstützung und Respekt."[12]

[10] Marlene Mortler im ZDF-Morgenmagazin. (09.06.16) https://WWW.youtube.com/watch?v=mN38HPgkb9A [19.05.2021]

[11] Opposition scheitert mit Anträgen zum Umgang mit Cannabis. (29.10.2020) https://www.bundestag.de/dokumente/textarchiv/2020/kw44-de-cannabiskontrollgesetz

[12] Silke Klumb, Herausgeber des Alternativen Drogen- und Suchtbericht fordern Paradigmenwechsel (18.05.2015), https://www.aerzteblatt.de/nachrichten/62846/, [20.05.2020]

Anhang:

Abbildungsverzeichnis

Abbildung 1: Country Drug Report Portugal, www.emcdda.europa.eu , zuletzt geprüft am 18.05.2021.

Abbildung 2: Country Drug Report Germany, www.emcdda.europa.eu, zuletzt geprüft am 18.05.2021.

Abbildung 3: European Drug Report 2020, www.emcdda.europa.eu , zuletzt geprüft am 18.05.2021.

Abbildung 4: Polizeiliche Kriminalstatistik 2020, https://www.bka.de/DE/AktuelleInformationen/StatistikenLagebilder/PolizeilicheKriminalstatistik/PKS2020/pks2020_node.html, zuletzt geprüft am 16.05.2021.

Literaturverzeichnis

Suchtprävention- Was wir tun. Online verfügbar unter https://www.bzga.de/was-wir-tun/suchtpraevention. Zuletzt geprüft am 19.05.2021

Marlene Mortler im ZDF-Morgenmagazin 09.06.16 (2016). Weitere Beteiligte: leo. YouTube Video. Online verfügbar unter https://www.youtube.com/watch?v=mN38HPgkb9A, zuletzt geprüft am 19.05.2021.

Birgit Amrehn (2020): Portugals Drogenpolitik- Hilfe statt Gefängnis. Hg. v. WDR. Online verfügbar unter https://www.planetwissen.de/kultur/suedeuropa/geschichte_portugals/portugal-drogenpolitik-100.html#Vorsorge, zuletzt geprüft am 01.05.2021.

Bundesamt für Justiz (01.03.1994): Betäubungsmittelgesetz, vom 14.01.2021. Online verfügbar unter https://www.gesetze-iminternet.de/btmg_1981/BtMG.pdf. Bundeskriminalamt (2021): Polizeiliche Kriminalstatistik 2020. Online verfügbar unter https://www.bka.de/DE/AktuelleInformationen/StatistikenLagebilder/PolizeilicheKriminalstatistik/PKS2020/PKSTabellen/BundFalltabellen/bundfalltabellen.html?nn=145506, zuletzt geprüft am 16.05.2021.

Deutsche Aids- Hilfe (Hg.): Safer Use beim Drogenkonsum. Online verfügbar unter https://www.aidshilfe.de/safer-use, zuletzt geprüft am 14.05.021

Deutscher Bundestag (Hg.) (2018): Materialien zur portugiesischen Drogenpolitik. Online verfügbar unter https://www.bundestag.de/resource/blob/568194/7049e611536c8671ca63a3affaedabb7/wd-9---036-18-pdf-data.pdf, zuletzt geprüft am 08.05.2021.

Deutscher Bundestag (Hg.) (2020): Opposition scheitert mit Anträgen zum Umgang mit Cannabis. Online verfügbar unter https://www.bundestag.de/dokumente/textarchiv/2020/kw44-de-cannabiskontrollgesetz, zuletzt geprüft am 19.05.2021.

Drogenbeauftragte der Bundesregierung (Hg.) (2012): Nationale Strategie zur Drogen- und Suchtpolitik. Online verfügbar unter https://www.drogenbeauftragte.de/themen/drogenpolitik/nationale-strategie/, zuletzt geprüft am 11.05.2021.

European Monitoring Centre for Drugs and Drug Addiction (Hg.): Portugal Country Drug Report. Online verfügbar unter https://www.emcdda.europa.eu/system/files/publications/11331/portugal-cdr-2019_0.pdf, zuletzt geprüft am 18.05.2021.

European Monitoring Centre for Drugs and Drug Addiction (Hg.) (2011): Drug Policy Profiles Portugal. Online verfügbar unter https://www.emcdda.europa.eu/system/files/publications/642/PolicyProfile_Portugal_WEB_Final_2 89201.pdf, zuletzt geprüft am 08.05.2021.

European Monitoring Centre for Drugs and Drug Addiction (Hg.) (2019): Country Drug Report Germany. Online verfügbar unter https://www.emcdda.europa.eu/system/files/publications/11334/germany-cdr-2019_0.pdf, zuletzt geprüft am 18.05.2021.

European Monitoring Centre for Drugs and Drug Addiction (2020): European Drug Report 2020, https://www.emcdda.europa.eu/system/files/publications/13236/TDAT20001ENN_web.pdf, zuletzt geprüft am 18.05.2021

Johannes Niechelmann (2016): Portugals liberale Drogenpolitik. Vom Ende der Stigmatisierung. Deutschlandfunk. Online verfügbar unter https://www.deutschlandfunkkultur.de/vom-ende-der-stigmatisierung-portugals-liberale.979.de, zuletzt geprüft am 09.05.2021.

Drogenbeauftragte der Bundesregierung (Hg.) (2020): Mach dich Schlau! Online verfügbar unter https://machdichschlau.tv/, zuletzt geprüft am 28.05.2021.

Stephan Schleim (2018): Warum repressive Drogenpolitik nicht funktioniert. Hg. v. scilogs.spektrum. Online verfügbar unter https://scilogs.spektrum.de/menschen-bilder/warum-repressive-drogenpolitik-nicht-funktioniert/, zuletzt geprüft am 28.05.2021.

Hausarbeit: Entkriminalisierung von Drogen

1. Geschlecht:

Anzahl Teilnehmer: 198

102 (51.5%): männlich

95 (48.0 %): weiblich

1 (0 .5%): divers

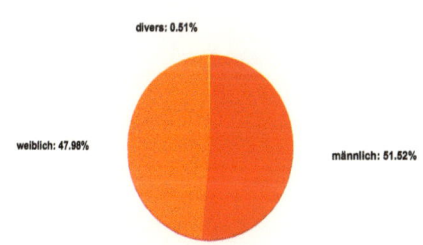

2. Wie alt sind Sie?

Anzahl Teilnehmer: 198

6 (3.0 %): bis 18 Jahre alt

106 (53.5%): 18-29

29 (14 .6%): 30 -39

18 (9.1%): 40 -49

28 (14 .1%): 50 -59

11 (5.6%): über 60

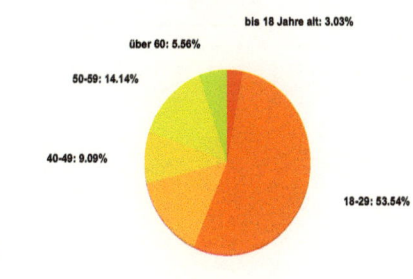

Haben Sie persönliche Erfahrungen mit illegalen Drogen gemacht?

Anzahl Teilnehmer: 197

131 (66.5%): ja

66 (33.5%): nein

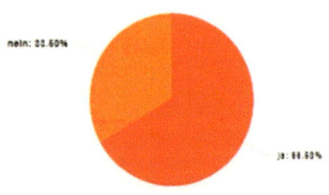

Welche illegalen Drogen haben Sie bis jetzt konsumiert oder ausprobiert?

Anzahl Teilnehmer: 129

127 (98.4 %): Cannabis

27 (20 .9%): Kokain

- (0 .0 %): Heroin

28 (21.7%): Ecstasy

14 (10 .9%): LSD

2 (1.6%): Badesalze

18 (14 .0 %): Andere

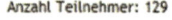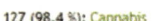

Wie häufig konsumieren Sie illegale Drogen?

Anzahl Teilnehmer: 110

29 (26.4%): täglich

15 (13.6%): wöchentlich

25 (22.7%): monatlich

41 (37.3%): jährlich

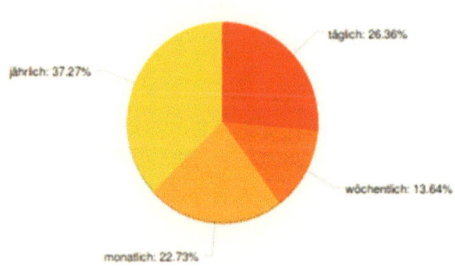

Wenn Sie noch nie illegale Drogen konsumiert haben: Aus welchem Grund ist das so?

Anzahl Teilnehmer: 177

49 (27.7%): Angst vor gesundheitlichen Konsequenzen

20 (11.3%): Angst vor strafrechtlichen Konsequenzen (Strafverfolgung)

50 (28.2%): kein Interesse

5 (2.8%): kein bestimmter Grund

100 (56.5%): Ich habe bereits illegale Drogen konsumiert

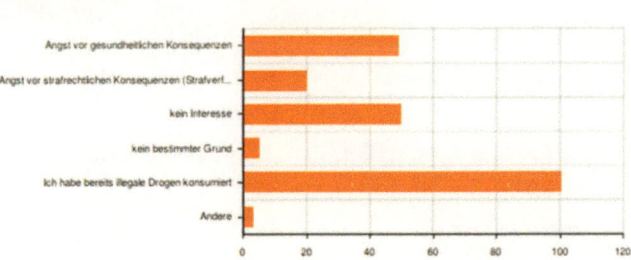

Wie wurden Sie über Drogen aufgeklärt?

Anzahl Teilnehmer: 197

117 (59.4%):
Eigenrecherche

66 (33.5%): Familie

105 (53.3%): Schule

23 (11.7%): gar nicht

21 (10.7%): Andere

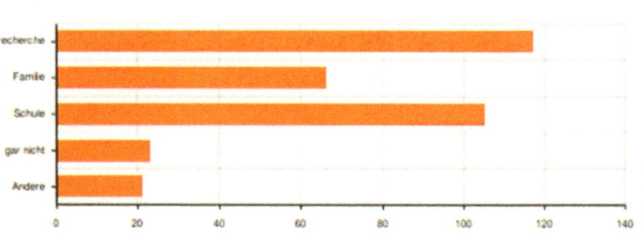

. Sind Sie der Meinung, dass in Deutschland genug über Drogen und über die möglichen Gefahren aufgeklärt wird?

Anzahl Teilnehmer: 197

45 (22.8%): ja

152 (77.2%): nein

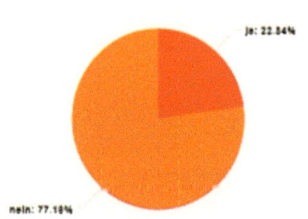

Sind Sie der Meinung, dass Drogenabhängigen in Deutschland ausreichend geholfen wird?

Anzahl Teilnehmer: 189

0 = Stimme voll und ganz zu
100 = Stimme überhaupt nicht zu

Arithmetisches Mittel: 64,65

Mittlere absolute Abweichung: 25,24

Standardabweichung: 29,93

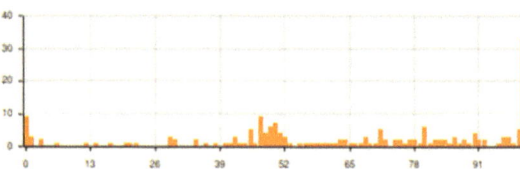

23

BEI GRIN MACHT SICH IHR WISSEN BEZAHLT

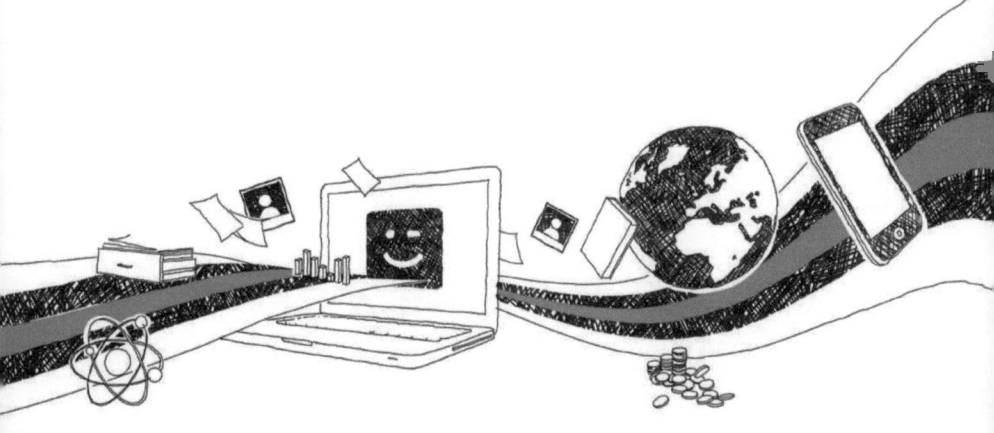

- Wir veröffentlichen Ihre Hausarbeit,
  Bachelor- und Masterarbeit

- Ihr eigenes eBook und Buch -
  weltweit in allen wichtigen Shops

- Verdienen Sie an jedem Verkauf

Jetzt bei www.GRIN.com hochladen und kostenlos publizieren

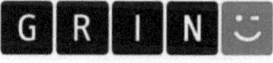